DOCTEUR LÉON AZY

DE LA TORSION DU PÉDICULE DES KYSTES DE L'OVAIRE à forme d'Appendicite *aiguë et à répétition*

P. LEGENDRE & Cie — LYON

DE LA

TORSION DU PÉDICULE

DES

KYSTES DE L'OVAIRE

A forme d'Appendicite aigue et à répétition

PAR

Le Docteur Léon AZY

LYON

IMPRIMERIE PAUL LEGENDRE & Cie

Ancienne Maison A. WALTENER

14, rue Bellecordière, 14

1900

Nos études médicales terminées, nous éprouvons le besoin d'adresser à tous ceux qui nous ont porté de l'intérêt, l'expression de nos remerciements.

La plus large part en revient à nos chers parents et c'est à eux que nous dédions notre thèse, hommage modeste, mais sincère, de notre reconnaissance.

Les sentiments de notre gratitude s'étendent à tous ceux qui furent nos maîtres et contribuèrent à notre éducation scientifique.

M. le professeur Laroyenne nous a fait l'honneur d'accepter la présidence de notre thèse ; nous apprécions toute la valeur de cette marque de bienveillance et nous le prions d'agréer tous nos remerciements.

Nous ne saurions trop savoir gré à M. Gangolphe, chirurgien-major de l'Hôtel-Dieu, et à M. le Docteur Tixier, chef de service, en l'absence de M. le professeur Pollosson, de l'accueil bienveillant que nous avons trouvé auprès d'eux.

Que M. le Docteur Tixier nous permette de lui adresser tout spécialement l'expression de notre gratitude et de notre sympathie. Il nous a inspiré notre sujet et guidé de ses conseils dans la composition de ce travail. Nous le prions d'agréer pour un avenir prochain, nos vœux les plus sincères et lui demandons de nous faire l'honneur d'être et de rester au nombre de ses amis.

Nous emportons de notre séjour à Lyon le souvenir le meilleur de ceux avec lesquels nous avons le plus particulièrement vécu, de tous ces amis dont la sympathie pas un instant ne s'est démentie depuis le début de nos études.

INTRODUCTION

But. — Plan.

En 1897 déjà MM. Doléris et G. Richelot (1), au moment où l'appendicite prenait une place si vaste dans la pathologie de l'abdomen, insistaient sur la difficulté particulière du diagnostic chez la femme et la possibilité de confondre appendicite et annexite, appendicite et salpingite en particulier.

Depuis, des travaux plus récents sont venus élucider cette question. Maillard (2), puis Hartmann (3), Baudron (4), en décrivant une complication nouvelle, la torsion des salpingites ; Dormoy (1), en mettant au point l'existence de l'appendicite pelvienne, men-

(1) *Bulletin Médical*, Paris, 6 octobre 1897.

(2) Maillard, — Thèse de Paris, 1898.

(3) *Annales de Gynéc. et d'Obstétriq.*, févr.-avril-mai, 1900.

(4) id. id.

(1) Dormoy. — Thèse de Lyon, 1898.

tionnent tous, au chapitre du diagnostic, la possibilité de confondre en clinique appendicite et salpingite.

Mais il est une autre cause d'erreur d'origine annexielle encore peu connue, croyons-nous, comme capable de revêtir la modalité clinique de l'appendicite, surtout dans sa forme dite à répétition.

Nous voulons parler de la torsion du pédicule des kystes de l'ovaire, lorsque cette complication siège à droite et que la tumeur, jusque-là méconnue, se révèle tout d'abord par cet accident.

MM. Condamin et Voron (1) ont signalé, récemment encore, une série d'interventions pratiquées dans des circonstancee où le diagnostic paraissait ne pouvoir être hésitant, et qui ont montré que les lésions siégeaient dans le voisinage de l'appendice, celui-ci étant absolument sain, ou même qu'il n'y avait pas de lésions du tout.

C'est dans le même ordre d'idées que nous avons entrepris ce travail.

M. le docteur Tixier en ayant observé un cas remarquable à l'Hôtel-Dieu, au service de M. le professeur M. Pollosson, voulut bien attirer notre attention sur la possibilité de cette confusion et nous conseilla d'en faire le sujet de notre thèse.

Nous n'avons eu, pour mener à bien ce travail, qu'à suivre ses conseils et profiter de sa science. Nous le prions de nouveau d'accepter l'expression de notre gratitude.

(1) *Archives provinciales de Chirurgie*, mai 1900.

M. Gangolphe (1), puis M. Bouilly (2) d'une part, MM. les docteurs Brooks-Wells et P.-A. Harris (3), d'autre part, en avaient publié un total de cinq cas semblables ; nous joignons à ces faits l'observation que M. le Dr Tixier a bien voulu mettre à notre disposition, dès le début de nos recherches, et qui en fut l'idée première.

Le terme de *pseudo-appendicite*, désignant, selon le sens que lui donnent MM. Condamin et Voron (4), les faits dans lesquels il n'existe ni lésions de l'appendice, ni lésions de voisinage expliquant les symptômes constatés, ne semble donc pas applicable aux faits qui nous occupent.

Ce sont des erreurs de diagnostic.

Elles sont rares, nous dira-t-on, et négligeables, puisque, dans les deux cas, il importe d'intervenir, comme nous le verrons dans la suite.

Mais, répondrons-nous, avec M. Bouilly (5), de pareilles erreurs ne peuvent-elles pas conduire à un mode d'intervention qui n'est pas indiqué par la vraie nature, ni le vrai siège des lésions ? Faire telle incision plutôt que telle autre et rendre, par suite, le manuel opératoire plus incertain et plus laborieux ? Et, ne contiendrait-il pas d'indications spéciales, tout

(1) Gangolphe. — Soc. de Chir., Lyon, avril, 1899.

(2) G. Bouilly. — Mémoire. : *La Gynécologie*. Déc. 1899.

(3) *Medical Record*, 17 fév. 1900.

(4) *Loc. cit.*

(5) *Loc. cit.*

diagnostic erroné renferme quelque enseignement et, si rares que soient les faits qui mettent la sagacité du clinicien à l'épreuve, il ne faut pas les nier et les considérer comme insignifiants.

Notre but n'est autre que de signaler au chirurgien cette nouvelle cause d'erreur et d'enlever à l'appendice quelque chose de cette part trop large qu'on semble, de nos jours, lui attribuer dans la production des phénomènes douloureux de la fosse iliaque droite. Diminuer le nombre de ces surprises opératoires et apporter, par l'analyse minutieuse de la symptomatologie comparée des deux affections, notre modeste part au chapitre du diagnostic différentiel de l'appendicite, « cette grande simulatrice des maladies de l'abdomen » (Tixier) (1), ne nous semble pas faire œuvre inutile.

Quelle est la symptomatologie de la torsion du pédicule d'un kyste de l'ovaire ?

Quelles formes cliniques de l'appendicite pourront lui être comparées ?

Comment la confusion est-elle possible ?

Comment est-elle évitable ?

Tel est notre plan général.

Dans un chapitre I, nous exposerons le parallèle clinique des symptômes et de la marche des deux affections dans leurs formes susceptibles d'être comparées et nous insisterons sur les réflexions les plus propres à expliquer cette confusion.

(1) M. Tixier. — Soc. des Sciences Méd. de Lyon, février 1900.

Nos observations nous en donneront des exemples et feront l'objet du chapitre II.

Le chapitre III contiendra un essai de diagnostic différentiel.

Nous terminerons, enfin, par quelques réflexions sur la conduite à tenir dans ces cas et sur le traitement qui sera exposé au chapitre IV.

CHAPITRE PREMIER

§ I. — Symptômes et marche de la torsion du pédicule d'un kyste de l'ovaire.

La torsion du pédicule des kystes de l'ovaire, depuis les recherches de Rokitansky, qui, en 1865, signala, pour la première fois, cette complication, a fait l'objet de travaux nombreux dont la liste serait trop longue à énumérer.

La description des symptômes cliniques de cette complication, assez rare, du reste (6 à 10 pour 100), étant la seule partie qui nous intéresse ici, nous renvoyons, pour une étude plus complète, aux thèses récentes de Guichard (1), Finaz (2) et Baron (3) et à deux communications intéressantes de M. Chande-

(1) Guichard. — Th. de Lyon, 1895.
(2) Finaz. — Th. de Lyon, 1898.
(3) Baron. — Th. de Paris, 1898.

lux (1), qui sont venues mettre à un point à peu près définitif cette question.

Si la tumeur, jusque-là petite, indolente, et n'ayant manifesté sa présence par aucun phénomène douloureux, présente cette complication, le clinicien est appelé à examiner une malade en proie à ce que l'on désigne sous le nom de crise de torsion; c'est cette crise qui domine la scène et prime tous les autres symptômes tant que dure la période aiguë.

Il n'y a pas ou peu de prodromes. On a ordinairement une douleur brusque et très violente. La malade est surprise souvent au milieu de ses occupations, en plein état de santé, à l'occasion d'un effort, d'un mouvement brusque, de la période menstruelle, parfois sans cause appréciable.

Cette douleur est excessivement vive, et comparée, par la malade, à des déchirements, à des tiraillements internes, soulagés par des positions spéciales, siégeant dans toute la région du kyste, et s'irradiant souvent dans les reins et la cuisse correspondante.

Presque aussitôt survient une réaction péritonéale marquée : le ventre est ballonné, des nausées, puis des vomissements arrivent, d'abord alimentaires, puis bilieux ou muqueux; souvent il y a un arrêt des selles et des gaz se prolongeant jusqu'à la fin de la crise.

Le pouls s'accélère et, dans la majorité des cas, on peut observer une température ne dépassant pas ordinairement 38°.

(1) Chandelux. — Soc. de Chirur. de Lyon, 1899.

Les signes physiques, palpation, percussion, sont à peu près nuls pendant la crise: le météorisme, d'une part, la douleur paroxystique, la contracture et la défense musculaire d'autre part, ne permettent ordinairement aucune constatation sérieuse.

Cependant, la tumeur existe, elle existait même avant et il est souvent possible de la reconnaître.

Après la crise, le kyste de l'ovaire qui, normalement, est absolument indolore, même à une pression profonde et prolongée, reste douloureux et la défense musculaire est toujours nette.

C'est alors que les signes physiques prennent la plus grande importance diagnostique.

La palpation attentive fait reconnaître une tumeur du volume d'un œuf ou d'une orange, d'une tête de fœtus, rarement plus grosse. La surface, quoique recouverte d'exsudats plus ou moins épais et de sérosité formant des adhérences, souvent précoces, avec les anses intestinales voisines, est lisse, l'empâtement voisin, s'il existe, est peu prononcé. Une extrême mobilité et une sensation de résistance particulière sont la caractéristique des kystes de l'ovaire.

La percussion permet souvent de délimiter nettement la matité franche de la tumeur. Une anse intestinale interposée pourrait parfois donner une sonorité tympanique facile à reconnaître.

Un symptôme, sur lequel insistait Bouilly, et que nous avons consigné dans une de nos observations (Obs. VII) est le déplacement provoqué par la main qui palpe et aussi par le changement de position du corps de la malade, déplacement dont celle-ci peut avoir elle-même conscience.

Le toucher vaginal et le toucher rectal ne devront jamais être négligés, c'est le moyen le plus précieux, par le toucher combiné au palper abdominal, pour déterminer le siège exact de la douleur et de la tumeur qui, même très petite, passera difficilement inaperçue à un examen de ce genre bien conduit. Quant à la sensation sous forme d'une corde nette du pédicule tordu de l'ovaire, il ne faut pas espérer toutefois l'obtenir que dans des cas exceptionnellement favorables.

Le toucher rectal, d'après le mode de Simon d'Heidelberg, semble une manœuvre trop brutale en rapport des renseignements qu'il peut donner et, en France, du moins, il n'est pas entré dans la pratique.

Marche et terminaison

Si l'aspect clinique du début de la torsion est à peu près uniforme, l'affection évolue ensuite dans un sens bien différent, selon que l'étranglement du pédicule et de ses vaisseaux aura été plus ou moins complet.

Terrillon (1) admettait quatre catégories de faits :

1° Ceux dans lesquels la torsion se fait si lentement qu'elle ne se traduit par aucun accident. Cependant même dans ces cas, il se forme des adhérences.

(1) Terrillon. — *Revue de Chir.*, 1887.

2° Ceux qui s'annoncent par des accidents légers ou par des douleurs, du météorisme, et qui prennent ensuite la même marche que les précédents. C'est dans ces cas qu'on a pu voir le kyste diminuer ou même disparaître par résorption lente, ce qui est d'ailleurs exceptionnel.

3° Des cas aigus qui s'annoncent par des accidents graves, mais de peu de durée.

4° Des cas d'étranglement rapides et complets qui s'accompagnent d'accidents péritoniques très graves et souvent mortels : rupture du kyste, hémorrhagie interne, ou bien sphacèle et péritonite plus ou moins généralisée.

Que le kyste soit soupçonné, ou non, il est évident que ces différentes modalités cliniques pourront être observées.

Mais nous n'insisterons que sur les deux dernières qui cadrent seules avec notre sujet, et qui, d'ailleurs, s'observent dans l'immense majorité des cas.

Dans la dernière forme, la plus grave, il y a un arrêt complet de la circulation artérielle et veineuse. On a dans ce cas une crise de torsion avec réaction péritonéale généralisée d'emblée, hémorrhagie intrakystique, rupture ou sphacèle, gangrène des parois avec tous les symptômes connus de la péritonite généralisée ou de l'hémorrhagie interne.

Ces cas sont mortels à brève échéance et l'intervention d'urgence est la seule chance de guérison.

Forme a répétition avec crises aigues

L'étranglement a été moins serré, il y a eu simplement gêne momentanée de la circulation, puis il s'est fait par la suite une sorte d'accoutumance à cette circulation amoindrie.

La période aigue passée, la douleur a diminué d'intensité, sans disparaître cependant d'une manière absolue. Le météorisme a disparu et tout semble rentrer dans l'ordre, la malade peut reprendre ses occupations.

Il s'est fait une exsudation séreuse, puis sanguine à l'intérieur et à l'extérieur du kyste, travail qui gonfle ses parois et favorise la production d'adhérences. Mais, au bout d'un temps variable, cette malade est exposée à de nouvelles crises semblables, de gravité souvent croissante, comme cela a été noté dans l'observation VII et nécessitant l'intervention après un temps plus ou moins long. Les signes physiques : palpation, percussion, toucher vaginal, toucher rectal, permettent toujours, en cette forme, de reconnaître la tumeur plus ou moins entourée d'adhérences résultant du travail inflammatoire des poussées aiguës précédentes.

Mais nous avons insisté, à dessein, sur ce caractère des crises de torsion de se répéter à des intervalles irréguliers, car c'est pour nous un des signes les plus en faveur de la confusion possible avec les crises d'appendicite à répétition, sujet principal de notre thèse.

§ 2. — **Formes cliniques de l'appendicite pouvant être simulées par un kyste de l'ovaire. — Symptomatologie (1).**

Douleur et tumeur, voilà, en deux mots, toute la symptomatologie, nous venons de le voir, de la torsion du pédicule d'un kyste de l'ovaire.

L'appendicite peut, suivant, sans doute, la virulence des microbes pathogènes, se présenter sous des aspects divers allant de la simple crise douloureuse éphémère à la septicémie péritonéale d'emblée.

Or, quand la confusion sera-t-elle possible ? Toutes les fois que l'on aura, avec la crise douloureuse, perception d'une tumeur développée autour de l'appendice, que cette tuméfaction iliaque soit due à une crise primitive d'appendicite avec retentissement péritonéal, production d'exsudats et de pus autour de l'appendicite — c'est la forme décrite par les auteurs sous le nom d'*appendicite aiguë avec péritonite localisée* — Soit que cette tuméfaction iliaque appa-

(1) Nous renvoyons pour l'étude plus complète des autres formes aux monographies récentes publiées à ce sujet et en particulier à l'excellent ouvrage de Monod et Vanverts, auxquels nous avons fait de larges emprunts.

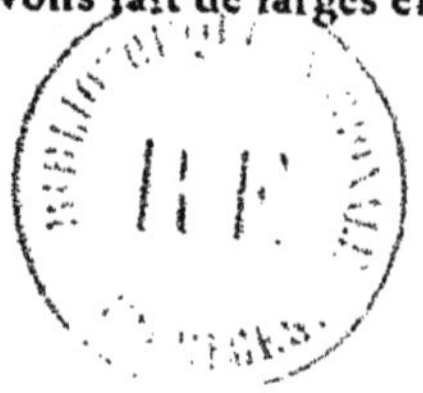

raisse à l'occasion de chaque crise nouvelle d'appendicite, c'est l'*appendicite chronique dite à rechute ou à répétition.*

Nous ne nous occuperons donc pas de ce que Talamon, en particulier, a décrit sous le nom de colique appendiculaire, puisque, dans ce cas, il n'y a jamais de tumeur et que tout rentre dans l'ordre, la douleur disparue.

Nous insisterons spécialement sur les deux premières formes, les seules qui nous intéressent.

1° Appendicite aigue avec peritonite localisée.

Prodromes. — Le plus souvent, ils sont nuls ou très peu marqués, et il faut un interrogatoire sérieux pour déceler dans les antécédents les troubles digestifs variés, la constipation qui constituent les véritables prodromes de l'appendicite.

Mode de début. — Parfois, on a une sensation de pesanteur, de gêne, de tension vague dans la fosse iliaque droite, mais, dans l'immense majorité des cas, le début est remarquable par son acuité, et est caractérisé par l'apparition d'une douleur abdominale violente, paroxystique, *en coup de pistolet* (Roux).

Le siège initial de la douleur est souvent mal indiqué par les malades à cause de son intensité et de ses irradiations. Certains en placent bien le point de départ dans la fosse iliaque droite, d'autres en accusent le maximum autour de l'ombilic, d'autres, enfin, moins explicites parlent d'une souffrance généralisée à tout l'abdomen.

Presque toujours une réaction péritonéale intense accompagne la douleur, et se manifeste par des nausées, des vomissements, du ballonnement du ventre, et du météorisme.

Chez certains sujets, chez les femmes névropathes, en particulier, on observe des douleurs abdominales suraiguës, une hyperesthésie extrême du ventre, des vomissements porracés, le faciès grippé, du refroidissement des extrémités, au point de songer à la péritonite généralisée lorsqu'il n'y a encore que simple péritonisme.

Symptômes fonctionnels. — Au bout de quelques heures, parfois seulement au bout de quelques jours, la douleur se localise nettement dans la fosse iliaque droite. C'est alors que la palpation permet de localiser son siège maximum au point de Mac Burney, point assez constant sur la ligne qui réunit l'ombilic à l'épine iliaque antérieure et supérieure, au milieu de cette ligne,

Un caractère à noter, c'est que la douleur peut s'irradier à tout l'abdomen, au pli de l'aine et au membre inférieur correspondant dont les mouvements sont parfois difficiles.

Outre cette douleur profonde, spontanée, et exagérée par la pression, il existe fréquemment une hyperesthésie cutanée que révèle le contact de la pulpe du doigt ou de la pointe d'un crayon (Dieulafoy).

Signes physiques. — Le ballonnement du ventre, assez marqué au début, diminue après la période aiguë. Les muscles abdominaux, contracturés, semblent rapprocher le rebord costal inférieur droit de la crête iliaque de même côé.

L'examen est très difficile, presque impossible, et donne à la main qui l'explore la sensation d'une induration localisée.

Pour vaincre cette défense musculaire, le palper sera pratiqué lentement, progressivement, et avec méthode. Il est toujours prudent, en effet, pour un malade chez lequel on soupçonne une appendicite, d'user d'une grande douceur dans l'examen local.

En procédant ainsi, l'exploration manuelle peut ne rendre aucun renseignement au début de l'affection. La tumeur, en effet, est rarement appréciable le premier jour.

Mais pour peu que la maladie se prolonge, il est rare qu'une recherche, prudemment faite, ne permette pas de reconnaître l'existence d'une tuméfaction iliaque profonde, à n'en pas douter siégeant en arrière de la paroi.

Constituée à la fois par l'appendice plus ou moins tuméfié, l'épanchement péritonéal et les anses intestinales agglutinées et distendues, les caractères de cette tuméfaction, de cette pseudo-tumeur sont variables.

Exceptionnellement, c'est une petite masse sensible, de la grosseur du petit doigt, plus ou moins ovoïde et arrondie, dont le grand axe est parallèle au ligament de Poupart, et qui ne serait autre que l'appendice lui-même enflammé et distendu ; les exsudats plastiques qui l'entourent et son épaississement expliqueraient cette sensation.

La plupart du temps, les renseignements que donne la main qui palpe sont bien moins précis et on ne perçoit plutôt qu'une tuméfaction plus ou moins étalée, à contours mal définis et sans dureté vraie. C'est plutôt par la comparaison avec la souplesse avec laquelle les doigts pénètrent dans la profondeur du côté opposé que l'on apprécie bien cette masse mal délimitée.

Mais, après quelques jours, la période aiguë étant à son déclin, et la lésion s'étant davantage localisée, l'induration devient très nette. Elle forme un véritable plastron appliqué derrière la paroi abdominale, au-dessus de l'arcade de Fallope, pouvant avoir les dimensions de la paume de la main et plus.

La percussion ne révèle, au début de l'affection, nul changement appréciable dans la région. Plus tard, elle peut déceler l'existence d'une zone de submatité, plus rarement de matité complète, correspondant à l'induration perçue par le palper et due aux exsudats péri-appendiculaires. Toutefois, en y regardant de près, on trouve fréquemment, à côté de cette matité, des zones de tympanisme, ce qui prouve que les anses intestinales, le cœcum en particulier, qui donnent cette sonorité, sont vides et contiennent des gaz. C'est là une preuve évidente que la tumeur n'est pas formée par les masses stercorales accumulées dans cette région, idée purement théorique et inadmissible.

La submatité présente ce caractère d'être plutôt superficielle ; une simple chiquenaude suffit pour la produire, mais la percussion profonde donne parfois de la sonorité intestinale.

Le toucher vaginal et rectal, qu'il est toujours très utile de pratiquer, indépendamment du siège exact de la douleur déterminée par la palpation manuelle combinée au toucher, permet de découvrir les empâtements péri-appendiculaires qui échappent absolument au palper, ou, tout au moins, complète les renseignements donnés par ce dernier.

Symptômes généraux. — La fièvre est ordinairement modérée et dépasse rarement 38° ou 39°. On a dit qu'elle pouvait faire défaut, il est plus exact de dire qu'elle peut être très atténuée. Le pouls augmente un peu de fréquence, mais reste fort.

Les nausées et les vomissements du début persistent ordinairement, mais peuvent disparaître. L'anorexie est absolue, la langue saburrhale, la constipation est la règle, la diarrhée l'exception.

Marche et terminaison. — Après un temps variable, un, deux, trois, cinq jours même, les symptômes deviennent moins alarmants : la douleur diminue d'acuité, mais persiste encore à la palpation profonde ; la constipation cède, les vomissements cessent. L'induration abdominale peut être perçue longtemps encore, et ce n'est que dans les cas très favorables où, après une constatation nette de la tumeur, la résorption peut se produire spontanément.

La plupart du temps un abcès se développe au centre des fausses membranes qui entourent l'appendice. Ceci se produirait même, pour certains auteurs, dans tous les cas, et toute péri-appendicite cliniquement appréciable serait suppurée.

Ce sont aussi ces cas qui répondent le mieux au type clinique que nous envisageons et, comme il importe de soupçonner, dès le début, la formation du pus autour de l'appendice, nous croyons nécessaire d'insister sur les signes qui la feront reconnaître.

L'induration iliaque, nettement constatée, est une grande présomption de la formation d'un abcès. Il est, en effet, remarquable d'observer le passage de la phase plastique à la phase suppurative, sans recrudescence de la température qui reste modérée, ne dépassant pas ordinairement 38° à 39° comme au début.

Jalaguier a même insisté sur ce fait que la température peut s'abaisser au-dessous de 38°, sans, pour cela, rejeter l'hypothèse de non formation de pus, surtout si le pouls ne diminue pas parallèlement de fréquence. Au contraire, ce caractère de la dissociation du pouls et de la température, quelle qu'en soit l'explication théorique, aurait une haute importance.

Ce qui donne à cette forme cette allure clinique spéciale, c'est que l'infection se circonscrit dans la région la plus proche, en sorte que si la perforation et la suppuration arrivent à se produire, les liquides intestinaux et le pus trouvent une loge préformée par les adhérences, et n'infectent pas le péritoine dans sa totalité.

Les signes physiques alors prennent un caractère particulier de netteté : un léger œdème de la paroi est reconnaissable à ce que la pulpe du doigt y laisse une empreinte. Ce signe, qui peut être rendu plus appréciable par la comparaison avec ce qui se passe du côté opposé, a une certaine valeur dans le diagnostic d'une collection purulente.

La palpation fait sentir une tumeur plus nette, limitée et enkystée, parfois même une certaine résistance. L'empâtement est toujours appréciable au voisinage.

La percussion indique une matité plus franche, entremêlée de zones de tympanisme, qui peuvent être dues, comme précédemment, à la présence des anses intestinales distendues, mais aussi, dans quelques cas à la présence des gaz échappés dans la collection péri-appendiculaire, à travers une perforation de l'appendice.

La recherche de la fluctuation donne des renseignements négligeables, à moins que le pus ne forme saillie sous la peau : elle est infidèle et peut être dangereuse. Il existe des exemples, en effet, où une malaxation imprudente a amené la rupture, dans le péritoine, d'une collection jusque là enkystée.

Disons, enfin, que la seule inspection du malade, de l'altération de ses traits, de l'examen des yeux, de l'état de la respiration, fournira au praticien exercé, des renseignements précieux, difficiles à préciser rigoureusement, mais indéniables.

A part quelques cas rares de résorption spontanée, le pus se fait jour, soit, sous la peau, en créant une fistule pyo-stercorale, soit vers l'intestin, le cæcum en particulier, soit, enfin, dans la grande cavité péritonéale, en donnant lieu, si l'on n'intervient pas, à une péritonite généralisée, rapidement mortelle.

Appendicite chronique a rechute ou a répétition.

Cette forme succède toujours à une première crise d'appendicite plus ou moins aiguë, et nous admettrons qu'il y a, dans cette forme, encore plus que récidive d'une colique appendiculaire, mais récidive aussi d'une tumeur qui, à chaque poussée, reprend ses caractères douloureux et inflammatoires pour rester à l'état torpide dans l'intervalle, ou même disparaître plus ou moins, quoique jamais totalement.

Une première crise d'appendicite a laissé des lésions caractérisées par des exsudats plastiques, des adhérences qui forment autour de l'appendice un reliquat inflammatoire exposant le malade à de nouvelles poussées. C'est un lieu de moindre résistance qui, à l'occasion d'une cause, souvent locale, écart de régime, fatigue, refroidissement, etc., est tout préparé pour une infection nouvelle ou une recrudescence de l'ancienne.

C'est ce que Roux exprimait dans un langage imaginé en disant: « Celui dont l'appendice a servi une fois d'éponge pour l'infection, y restera sujet, comme l'amateur de maux de gorge dont les amygdales ont été une fois enflammées. Le professionnel de l'appendicite garde dans son tissu adénoïde, peut-être à l'état latent de Verneuil, tous les éléments nécessaires pour contracter une nouvelle appendicite à l'occasion des moindres causes. »

Que les récidives aient leur origine dans l'appendice lui-même, ou dans les lésions péri-appendiculaires, ces récidives, ou plutôt, ces rechutes, sont fréquentes. On admettait, en effet, que, selon le laps de temps plus ou moins long écoulé entre deux crises successives, il y avait récidive dans le premier cas, rechute dans le deuxième, et nous admettrons avec Damaye (1) que, si la récidive, dans le sens de nouvelle maladie, évoluant pour son propre compte, n'est pas impossible, elle est infiniment plus rare que la rechute.

Quelle est la fréquence de l'appendicite à répétition ? Monod et Vanverts, d'après l'étude des différentes statistiques publiées, donnent le chiffre de 25 o/o des cas.

Les rechutes peuvent se présenter, comme la première attaque, sous des formes cliniques différentes que nous n'avons pas à décrire à nouveau. Souvent ces rechutes sont d'une gravité croissante, comme cela a été observé chez la malade de l'observation VII, et c'est ce caractère qui a décidé la malade à accepter l'intervention, laquelle seule a mis sur la voie du véritable diagnostic.

(1) Damaye. — Th. de Paris, 1895.

La crise peut aussi n'être pour ainsi dire qu'ébauchée, tant au point de vue de l'intensité de la douleur, que de ses irradiations et de sa durée. Le souvenir d'atteintes antérieures, plus accentuées, aide le diagnostic, et aussi contribue à l'erreur lorsqu'il s'agit d'une torsion à répétition du pédicule d'un kyste de l'ovaire, comme notre même observation (VII) nous le démontre.

La plupart du temps, il persiste en effet, des symptômes locaux que les signes physiques peuvent mettre en évidence. La pression du doigt révèle encore une douleur sourde dans la fosse iliaque droite. La palpation, parfois négative, constate au niveau du point douloureux (et c'est à ce sujet que nous insisterons plus tard au paragraphe suivant) la présence d'une tumeur plus ou moins nette, dans laquelle il est bien rare que l'on puisse reconnaître les caractères de l'appendice hypertrophié et dilaté.

Fréquemment aussi des troubles digestifs persistants dénotent un catarrhe chronique de la muqueuse, une inflammation torpide dont est le siège la région cœcale de l'intestin.

§ 3. — Possibilité de confusion.

Avant de conclure à cette possibilité, signalons, pour les éliminer, les cas où l'erreur *a priori* semble impossible.

On ne confondra pas assurément :

a) Un kyste très volumineux, remplissant la

majeure partie de la cavité abdominale avec une appendicite quellé qu'en soit la forme.

b) Un kyste, même très petit et présentant les accidents de la torsion de son pédicule, avec une simple colique appendiculaire sans péritonite localisée, car nous admettrons que, par les signes physiques et, en particulier le toucher vaginal combiné au palper abdominal, un kyste, même très petit et très profond, peut toujours être senti. Dans le premier cas, il n'y a pas de tumeur, dans ce dernier il y en a une.

c) Un kyste avec une appendicite suraiguë et péritonite généralisée, puisque l'hypothèse d'un kyste non diagnostiqué n'est compatible qu'avec l'idée d'une tumeur localisée dans la fosse iliaque.

Mais, en dehors de ces cas extrêmes, le diagnostic des deux affections devient d'une grande difficulté, si l'on veut bien songer, en dehors de la similitude des symptômes, aux conditions faites au chirurgien appelé à se prononcer.

Dans les deux cas, il y a douleur et tumeur. Le siège de la douleur au point de Mac Burney, dans l'appendicite, est loin d'avoir une valeur pathognomonique ; ce n'est, du reste, qu'un point de douleur maxima, toujours difficile à bien apprécier.

La même soudaineté du début, les mêmes irradiations, la même intensité peuvent s'observer dans la torsion du pédicule d'un kyste de l'ovaire.

Une température de 38° à 39° peut être notée dans les deux hypothèses.

Le péritonisme est le même.

L'*absence de passé génital* que tous les auteurs donnent comme d'un grand secours lorsqu'il s'agit d'éliminer l'idée des lésions inflammatoires des annexes de la salpingite en particulier, n'est pas en contradiction avec la présence d'un kyste de l'ovaire.

Antécédents génitaux dans un cas, antécédents digestifs dans l'autre, peuvent n'avoir pas existé ou bien à un degré inappréciable.

La *tumeur* n'échappera pas, sans doute, à un examen approfondi, mais cet examen lui-même impossible pendant la crise est toujours difficile dans la suite par la persistance de la douleur à la pression profonde dans la fosse iliaque droite, le météorisme ou plutôt l'empâtement consécutif à la crise aiguë dans les deux cas.

Quoi qu'il en soit, le kyste de l'ovaire, jusque-là méconnu, et qui subit la torsion de son pédicule, donne la sensation d'une tumeur nouvellement apparue dans la fosse iliaque. Dans la forme à répétition spécialement des exsudats plastiques et des adhérences, souvent dès la première crise, immobilisent la tumeur et rendent ses contours très peu nets.

L'appendicite aiguë avec péritonite localisée laisse après elle une pseudo-tumeur qui évolue soit vers la résorption, soit vers la suppuration et l'enkystement. C'est dans ces deux cas surtout que nous affirmons la confusion facile.

La clinique ne répond donc nullement à l'assertion que faisait Budin (1), disant au sujet des lésions

(1) Budin. — *Soc. d'Obst. et de Gyn.*, mars, 1897.

inflammatoires des annexes : « Le plus souvent, le diagnostic est possible ; l'appendicite reste toujours plus haut et a grande tendance à rester abdominale. »

La variété pelvienne des abcès appendiculaires (1) est très fréquente, et nous ne saurions trop insister sur l'extrême variabilité du siège de l'appendice, des observations même l'ont montré à gauche de la ligne médiane.

On peut donc, sur le terrain de la clinique, se trouver aux prises avec les plus grandes difficultés ; dans bien des cas le doute est permis, dans quelques cas, l'erreur est possible ; elle a été faite, en effet, comme nous allons le voir dans le chapitre suivant.

(1) Dormoy. — Th. de Lyon, 1898.

CHAPITRE II

Observations.

Les observations qui suivent nous en donnent des exemples remarquables.

Si le nombre en est restreint cela tient à ce que : 1° la torsion du pédicule des kystes de l'ovaire est un accident relativement rare par lui-même : 7 pour 100 des cas (Terrillon), 10 pour 100 (Thornton); 2° à ce que, plus rares encore sont les cas où cette complication se produit avant que la tumeur ait été diagnostiquée; 3° enfin, à ce que, souvent, il faut le dire, le chirurgien ne se prononce qu'après l'intervention, justifiée d'ailleurs par la gravité des symptômes.

Nous nous sommes donc borné aux faits dans lesquels le diagnostic d'appendicite avait été posé.

Mais nous tenons à faire remarquer, d'autre part, que les exemples sont nombreux où la marche de l'affection a présenté la modalité clinique de l'appendicite aiguë et à répétition, bien que le mot d'appendicite n'ait pas été prononcé, et c'est là surtout le but de notre thèse.

OBSERVATION I

(Due à l'obligeance de M. Gangolphe (1), chirurgien-major de l'Hôtel-Dieu.)

Kyste de l'ovaire tordu sur son pédicule, diagnostiqué appendicite.

X...., 40 ans, mariée et mère de trois enfants.

Pas d'antécédents pathologiques notables. Elle avait eu un accouchement normal dix-huit mois avant. Le 15 septembre 1898, elle fut prise de douleurs dans la fosse iliaque droite et de signes de péritonite aiguë. Jusqu'au soir du même jour, les douleurs ne firent que s'accroître : vomissements, météorisme, constipation, arrêt des gaz et des matières suivirent la même marche.

Deux médecins, successivement appelés en consultation, firent tous les deux le diagnostic d'appendicite aiguë. L'un d'eux, cependant, croyant avoir la sensation du globe vésical distendu, aurait sondé la malade sans amener la disparition de la tumeur.

Le ventre, de plus en plus douloureux et tendu, devient d'une palpation presque impossible.

Vers dix heures du soir, M. Gangolphe est appelé au lit de la malade.

Le pouls était assez bon, mais les signes de péritonisme

(1) Gangolphe. — Société de Chir. de Lyon, avril 1899.

étaient desplus marqués : vomissements, arrêt des gaz et des matières, impossibilité de vérifier la présence de ce globe distendu signalé auparavant.

Le toucher vaginal et rectal révèle une sensibilité extrême des culs-de-sac supérieur et latéral droit.

M. Gangolphe penche pour une appendicite.

Le lendemain l'intervention est jugée nécessaire. L'incision, faite dans le flanc droit, donne issue à un liquide abondant séro-sanguin intra-péritonéal.

On voit et on touche alors une tumeur arrondie, violacée, ressemblant assez à la coloration de la rate, rénitente et dont il est impossible de faire le tour avec le doigt.

A noter, légère odeur gangréneuse.

M. Gangolphe conclut alors à un kyste ovarique tordu sur son pédicule.

Il n'avait pas avec lui le nécessaire pour faire une opération complexe ; aussi fixa-t-il le kyste à la paroi abdominale et l'ouvrit pour faire tomber la tension et arrêter le sphacèle. La température et les phénomènes de péritonite disparurent. Il resta une petite fistulette donnant du pus.

Quatre à cinq mois après, la malade offrit les mêmes symptômes. Il y avait une nouvelle torsion dans un nouveau kyste. Il intervint cette fois d'une façon complète.

La guérison s'en suivit.

OBSERVATION II

(M. Bouilly, mémoire, in *La Gynécologie*, décembre 1899.)

Mme S..., 22 ans. Bien constituée, un peu lymphatique, m'est adressée de province avec l'histoire suivante : cette jeune femme, mariée depuis 4 ans, a fait une fausse couche quelques mois après son mariage, une grossesse à terme il y a 2 ans 1/2, une troisième grossesse qui datait de six mois au moment des derniers accidents. Cette grossesse avait normalement évolué, contrariée seulement par la présence d'une petite quantité d'albumine traitée par le régime lacté.

Le 18 septembre dernier, sans cause appréciable, la malade est prise subitement d'une douleur aiguë extrêmement violente dans le côté droit, dans la région de la fosse iliaque droite, avec vomissements, phénomènes de péritonite ou au moins de péritonisme, élévation de la température qui monte à 39°5 et 40°. En même temps, un gros empâtement diffus, et douloureux est facile à percevoir dans la fosse iliaque droite. Au troisième jour après le début de ces accidents, la malade fait une fausse couche et expulse un fœtus bien développé d'environ six mois. La fièvre et la douleur persistent encore une quinzaine de jours et vont en s'atténuant. Les précautions antiseptiques les plus minutieuses sont prises et il semble n'y avoir aucune infection utérine. Les médecins de la région qui soignent cette malade inclinent, avec forte raison, à penser qu'il s'est fait une crise aiguë d'appendicite sous l'influence de laquelle s'est produit l'avortement. Après la chute des accidents, la malade est condamnée au repos, et elle passe le mois d'octobre et de novembre, soit au lit, soit sur la chaise longue, souffrant toujours du côté droit qui reste douloureux, soit spontanément, soit au palper et dans lequel on sent toujours une induration. La malade m'est adressée le lundi, 20 novembre, par le Dr Grenier, de Montluçon.

L'état général est faible et languissant, sans être mauvais ; l'appétit est peu prononcé ; les garde-robes sont difficiles ; il n'y a pas de fièvre, Le ventre n'est plus douloureux ni ballonné ; il n'est sensible qu'à droite. L'utérus est bien revenu sur lui-même ; le toucher n'indique aucune lésion péri-utérine. Tous les phénomènes sont concentrés dans la fosse illiaque droite, et c'est uniquement de cette région que se plaint la malade. Au palper on détermine une violente douleur au point de Mac-Burney, et aussi au-dessus et un peu en-dehors de ce point ; un peu au-dessus de la ligne spinoombilicale, près de l'épine iliaque antéro-supérieure, on sent une induration profonde, dure, volumineuse, du volume environ du petit doigt, fusiforme, immobile, paraissant faire corps avec les tissus profonds, douloureuse à la pression.

Cette masse est beaucoup plus volumineuse que la plupart des appendices chroniquement enflammés ; en outre, elle est située un peu au-dessus et en dehors du point de Mac-Burney. Néanmoins, je ne puis me défendre de penser qu'il s'agit d'un appendice induré, augmenté de volume, contenant peut-être un corps étranger, et entouré de fausses membranes et d'épaississement cellulaire de péri-appendicite. Je ne laisse pas que de trouver les signes physiques un peu anormaux. Néanmoins, l'indication opératoire est formelle, et la laparotomie est acceptée à l'avance par la malade qui ne veut pas consentir à mener une existence d'invalide.

Opération le 25 novembre. Incision latérale sur l'induration, la débordant en haut et en bas. Le péritoine pariétal est rouge, épaissi, adhérent aux anses intestinales qui masquent la région. Celles-ci décollées et écartées, le ventre bien protégé par des compresses, on arrive sur un corps noirâtre, ressemblant à une grosse truffe, appliqué et collé à la face interne de la fosse iliaque antéro-supérieure. Ce simple aspect suffit pour faire rejeter le diagnostic d'appendicite. La masse noirâtre, plus volumineuse qu'elle ne semblait au premier abord, du volume environ d'une grosse noix est décollée, à l'aide d'une compresse, des adhérences assez solides qui l'unissaient aux tissus voisins, et est facilement reconnue pour un ovaire.

Elle est, à sa partie interne, reliée par un pédicule grêle, tordu sur lui-même un grand nombre de fois, et noir comme le reste de la tumeur. Il n'y a plus aucun doute sur la nature de celle-ci ; il s'agit d'un petit kyste de l'ovaire dont le pédicule s'est tordu et dont la lésion a donné lieu à tout le cortége péritonéal du début des accidents. La portion anormale de ce kyste ovarique, haut situé, s'explique facilement par le siège qu'il occupait au sixième mois de la grossesse, par le développement de l'utérus gravide, alors qu'il a été surpris par la torsion de son pédicule. Fixé par les adhérences péritonéales solides, développées à la suite de cet accident, il n'a pu suivre le retrait de l'utérus et il est resté adhérent dans ce siège anormal.

En outre, en un point de ce kyste, adhère l'extrémité terminale de l'appendice, rouge et vascularisé à ce niveau, mais absolument sain dans tout le reste de son étendue.

Le kyste est enlevé après, la ligature de son pédicule au catgut, au-dessous des limites de la tumeur et, par précaution, l'appendice est également réséqué à sa base.

Le pédicule du kyste a subi au moins deux tours de torsion il est mince et grêle et est devenu très friable ; il est difficile de reconnaître dans quel sens s'est produit la torsion.

Le kyste a le volume d'un gros œuf de pigeon ; ses parois sont absolument noires, infiltrées de sang dans leur épaisseur, devenues noirâtres, marc de café ; à la coupe on trouve un liquide jaunâtre graisseux, puriforme, peut-être même purulent, une grosse pelote de cheveux enroulés, deux dents ayant l'apparence d'incisives, implantées sur un petit fragment osseux. C'est un type de kyste dermoïde.

Le ventre est refermé par trois étages de sutures sans drainage.

Aujourd'hui, 9 décembre, 12 jours après l'opération, la malade peut être considérée comme guérie ; elle n'a jamais présenté la moindre apparence de complication opératoire et a vu disparaître ses douleurs d'une façon pour ainsi dire immédiate.

OBSERVATION III

(M. Bouilly.— In *La Gynécologie*, décembre 1899.)

Kyste de l'ovaire droit. — Torsion du pédicule. — Accidents graves. — Laparotomie. — Légère phlébite du membre inférieur gauche. — Guérison.

Mai 1899. — Mme C.., femme forte, 46 ans, 3 grossesses ; nerveuse, habituée à l'éther pour calmer des névralgies, migraines, etc., mais non gravement intoxiquée. Cette dame a éprouvé, depuis quelque temps, un an environ, des accidents bizarres qui se sont toujours produits à la fin de ses règles. Une fois, en 1898, étant avec des amis, elle est prise d'une douleur dans le ventre avec syncope, et doit être rapidement rentrée chez elle ; une autre fois, en décembre de la même année, étant à Fontainebleau chez sa sœur, elle est prise, dans les derniers jours de ses règles, d'une violente douleur, qui la force à se mettre au lit et à le garder pendant quatre à cinq jours ; mais, en dehors de la douleur, elle n'est ni malade, ni fiévreuse, et cette petite crise passée, elle se retrouve en bonne santé comme auparavant.

La vraie et grande crise est toute récente.

Les règles avaient commencé vers le 17 avril et avaient duré, abondantes, toute la semaine comme à l'habitude ; elles étaient à leur fin le dimanche 23, et la malade était sortie en en voiture ; mais, un peu souffrante et mal à l'aise, se plaignant des cahots, elle était rentrée assez fatiguée, mais pas assez pour ne pas rester à table, le soir, avec tout son monde comme d'ordinaire.

Dans la nuit du dimanche au lundi, elle est prise tout à coup, dans l'abdomen, d'une douleur d'une accuité excessive à tel point que, toute la nuit, elle pousse des cris, de vrais hurlements de douleur ; en même temps, dans la nuit et la matinée, il y a trois vomissements bilieux, très abondants, franchement péritonéaux.

Le lundi matin, le Dr Lepère fait une piqûre de morphine qui est répétée dans la journée et amène du calme. Ce jour même, le professeur Dieulafoy voit la malade dans la soirée à un moment où la douleur était atténuée, il ne croit qu'à des accidents de nervosisme et fait le diagnostic d'ovaralgie. Le lendemain, mardi, la situation ne s'améliore pas ; le ventre est très ballonné, douloureux ; la malade souffre beaucoup et doit recevoir plusieurs piqûres de morphine ; il n'y a plus que des nausées et des hoquets, mais pas de vomissements. Le mercredi, l'état est le même et, ce jour, je suis appelé à voir la malade. Jusqu'à ce jour, la température, depuis le début des accidents, n'a pas dépassé 37° et quelques sixièmes.

Mercredi soir, 26 mai, 5 h. 1/2. — La température est à 38°2, le pouls est fort, bien frappé, à 104-106 : la figure est fatiguée, mais non grippée et le teint rouge, plutôt coloré, non terreux ni plombé. La malade est très souffrante ; elle accuse de violentes douleurs abdominales et surtout des coliques ; depuis deux jours, elle assure n'avoir rendu aucun gaz par l'anus. Le ventre est très ballonné jusqu'à l'épigastre, saillant en avant et dans les flancs. Il est d'une sensibilité extrême à la pression dans toute son étendue, à la région épigastrique, ombilicale et hypogastrique, mais tout particulièrement dans la fosse iliaque où la droite douleur est extrême, superficielle s'accompagnant de défense de la paroi et où on prévoit une résistance dans la profondeur. En outre, la vessie est distendue ; la malade ne la vide qu'incomplètement et le cathétérisme ramène 3/4 de litre d'urine.

Je ne puis me défendre de l'idée qu'il y a un état péritonéal grave, sinon de la péritonite généralisée, au moins du péritonisme intense, et que la cause doit en être cherchée dans une poussée aiguë d'appendicite, se traduisant par l'extrême sensibilité dans la région de l'appendice, la défense musculaire et la sensation de résistance profonde. Le toucher vaginal ne montre rien dans le cul-de-sac et n'y révèle pas de sensibilité.

Il n'y a qu'une circonstance qui me rassure et, en même temps, m'étonne un peu pour le diagnostic : c'est que le pouls est bon : 100-104, et que la température ne dépasse pas 38°2 et s'est seulement amenée aujourd'hui à ce degré. Néanmoins, je reste avec le diagnostic d'appendicite aiguë, et je me tiens sur la plus grande défensive, tout prêt à intervenir si l'examen de la malade indique la moindre aggravation de son état. Glace sur le côté droit, piqûre de morphine, diète hydrique.

Jeudi, 27. — L'état ne s'est pas aggravé ; dans la nuit et ce matin, la malade a rendu quelques gaz ; le ventre est toujours ballonné, mais moins sensible à la pression superficielle ; pouls 98 à 102 ; température 37°6 ; le matin 38°1 ou 38°2. La figure est bonne, il n'y a pas de vomissements ; il n'y a que quelques hoquets de temps à autre. La situation me paraît loin de s'aggraver. Cathétérisme de la vessie nécessaire matin et soir.

Je suis toujours d'avis de temporiser, mais je préviens que si la fièvre persiste et que la douleur ne s'amende pas, je serai obligé d'intervenir pour ne pas être surpris par une perforation et une péritonite qui peuvent être menaçantes.

28. — Même état ; plutôt amélioration. Il y a eu de nombreux gaz rendus dans la nuit et la journée ; le ventre est moins tendu et moins douloureux. Je pratique le toucher et un examen bimanuel qui me démontre dans l'abdomen, sur la ligne médiane, une grosse tumeur dure, tendue, remontant jusqu'à l'ombilic, faisant saillie en bas dans le cul-de-sac antérieur, confondue avec l'utérus, et que je prends pour un fibrome que le ballonnement et la douleur nous auraient empêché de percevoir. Je change de diagnostic et de pronostic, et je suis, dès lors, convaincu qu'il s'agit d'une poussée aiguë, douloureuse, dans les annexes droites au voisinage du

fibrome, avec un violent retentissement péritonéal; peut-être d'une grosse hémorrhagie ovarienne ou d'une poussée d'hémato-salpinx. J'abandonne tout à fait l'idée de l'appendicite et de l'opération d'urgence, et je laisse les choses s'arranger spontanément, avec une petite médication sédative et évacuatrice pour la vessie. Je me rassure complètement sur l'issue immédiate des accidents et je rassure tout l'entourage.

Mardi, 28 mai. — L'amélioration est considérable; la malade est allée plusieurs fois à la garde-robe; elle ne souffre presque plus, le ventre est détendu. Miction douloureuse; il n'y a plus ni nausées, ni hoquets. La palpation fait sentir facilement une tuméfaction médiane, tendue, dure, remontant jusqu'à l'ombilic. Avec les deux mains, il est facile de sentir dans cette masse une fluctuation profonde, mais incontestable; de même, par le toucher dans le cul-de-sac antérieur on transmet la fluctuation à la masse abdominale.

A partir de ce moment, il n'y a plus de doute pour moi, et ce diagnostic doit être formulé de la façon suivante: kyste de l'ovaire, accidents graves de torsion du pédicule et nécessité d'intervenir d'ici très peu de temps. Je fais part de ce diagnostic et de ce pronostic à la famille.

4 mai. — Le professeur Terrier confirme et apprécie cette manière de voir.

Laparotomie le 8 mai (Dr Lepère). L'opération permet de reconnaître de suite et d'enlever un kyste de l'ovaire droit, gros comme une volumineuse tête de fœtus à terme, dont la ponction a retiré 1 litre 1/4 de liquide sanguinolent. Il y a, dans le ventre, un peu de sérosité rougeâtre, colorée par la matière colorante du sang.

Le kyste est tordu d'au moins un tour et demi sur son axe, de droite à gauche; il faut le détordre une fois et demie de gauche à droite pour reconstituer ce pédicule. Celui-ci est assez large, constitué par une partie assez étendue du ligament large droit; il paraît même surprenant qu'un pédicule aussi large et court ait pu se tordre. Toute la portion du pédicule située au-dessus de la torsion est noirâtre, au-dessous le pédicule est blanc et anémié.

Les parois du kyste sont très épaisses, couleur feuille morte, totalement infiltrées de sang dans leur épaisseur. Le kyste paraît uniloculaire,

Suture à la limite de la portion tordue après ligature à la soie (un seul fil), au thermocautère.

Il n'est rien tombé du liquide du kyste dans le péritoine ; la toilette péritonéale est simple et rapide.

Suture de la paroi (péritoine et muscles, aponévrose), en deux étages, au catgut, de la peau au crin de Florence. Les points de suture saignent abondamment ; je place un petit drain sous la ligne de réunion cutanée afin qu'il n'y ait pas d'hématome.

L'opération totale a été faite en 25 minutes. La malade se réveille facilement et n'a aucun choc.

9. Suites immédiates extrêmement simples : dès le lendemain, les urines sont boueuses, sédimenteuses, de bonne apparence pronostique.

10. Ablation du petit drain, sans toucher à l'ensemble du pansement.

15. Ablation des fils ; réunion par première intention ; aucune apparence de suppuration ; la peau, mal affrontée, n'est pas complètement réunie dans la partie inférieure de la plaie.

16. Depuis hier, il y a eu un petit mouvement fébrile très léger, et la malade se plaint d'une douleur assez violente dans toute l'étendue de la jambe gauche ; il y a à craindre de ce côté une menace de phlébite. Enveloppement ouaté laudanisé.

18. Il n'y a pas de doute à avoir ; il y a une phlébite légère de la saphène ; le pied est légèrement œdématié, ainsi que la région du genou et de la cuisse, et il y a de la douleur le long de la portion fémorale et de la saphène. Il faut admettre que cette légère infection veineuse s'est produite au

moment des accidents fébriles qui ont précédé l'opération ; car, depuis l'opération, il n'y a jamais eu la moindre élévation de température.

Depuis hier, la malade a ses règles qui viennent comme à l'habitude avec une abondance considérable.

La malade quitte la maison de santé le 3 juin, en parfait état ; elle ne garde qu'un léger œdème du mollet gauche quand elle a marché.

Ceinture abdominale et bas élastique.

OBSERVATION IV

(*Medical Record*, 17 février, 1900. Brooks Wels.)

Un kyste de l'ovaire avec torsion du pédicule pris pour une appendicite

Le Dr Brooks-Wels relate un cas montrant quelle est la difficulté de certains diagnostics.

Il avait été appelé récemment pour voir une femme supposée souffrir d'une crise d'appendicite aiguë. Quelques jours auparavant elle était en parfaite santé. La constipation était absolue et quelques heures avant son arrivée, la malade était tombée en collapsus. L'abdomen énormément distendu et extrêmement douloureux rendait presque impossible la palpation.

L'intervention fut faite au milieu de la nuit, tant le cas était urgent. L'incision faite de la paroi abdominale révéla un commencement de péritonite généralisée et aussi ce fait que l'appendice était adhérent à une masse de la grosseur d'une orange située dans la cavité pelvienne. L'appendice lui-même ne portait pas trace d'inflammation. La tumeur n'était autre qu'un petit kyste ovarien, deux fois tordu sur son pédicule.

La cavité abdominale fut lavée et remplie d'une solution saline qui y fut abandonnée.

La malade guérit rapidement.

OBSERVATION V

(*Medical Record*, 17 février 1900.)

Le Dr P.-A. Harris fut appelé dans un cas semblable (le diagnostic posé ayant été celui d'appendicite). Cependant, avant l'intervention, la tumeur avait été suffisamment large pour être découverte par la palpation.

La malade avait eu trois crises successives de douleurs intenses et comme conséquence une hématocèle était venue compliquer la torsion du pédicule.

OBSERVATION VI

(Inédite)

(Due à l'obligeance de M. Gangolphe, chirurgien-major de l'Hôtel-Dieu.)

Cas d'une malade atteinte d'appendicite, chez laquelle on songea a un kyste de l'ovaire avec torsion de son pédicule. — Diagnostic rectifié. — Intervention. — Guérison.

Octavie F..., 44 ans, receveuse des postes. Salle St-Martin, lit n° 26.

Parents morts de cause inconnue.

Comme affection antérieure, on ne signale que la grippe survenue il y a un mois et assez peu caractéristique, marquée par de la céphalalgie et de la toux.

Réglée depuis l'âge de 17 ans, ses règles, bien que non douloureuses, ont toujours été très irrégulières, manquant parfois pendant près de six mois, puis se produisant régulièrement pendant d'autres périodes : depuis six mois, elle se sont plutôt bien passées.

Comme antécédents urinaires absolument rien à noter, pas de période d'anurie alternant avec des périodes de débâcle, la miction s'est toujours faite normalement.

Le ventre n'aurait jamais été douloureux ; toutefois il y a dix-huit jours, la malade se heurta contre des troncs d'arbre et tomba du haut de sa hauteur.

Le lendemain, violentes coliques irradiées dans tout le bas-ventre, réveillant subitement la malade et la chassant de son lit. Pas de vomissements, seulement de l'anorexie.

Les deux jours suivants les règles surviennent et les douleurs cessent à peu près complètement. La malade reprend alors ses occupations, ne ressentant guère qu'une douleur profonde avec sensation de meurtrissure et quelques petits élancements.

Quelques jours après, d'une manière assez brusque la douleur renaît et semble même plus vive que les premiers jours. La malade ressent des piqûres profondes, une sensation de tension abdominale avec de vives coliques localisées à la fosse iliaque droite.

En même temps apparaissait une tumeur arrondie et rénitente, très douloureuse à la palpation, alors que l'état général restait bon, la température modérée ; pas de vomissements, seulement des nausées auxquelles la malade dit avoir toujours été sujette.

Pas de constipation, de la diarrhée plutôt ; *la digestion se fait bien*, il n'y a pas de hoquet.

M. le professeur agrégé Siraud, en présence de ces symptômes et de la localisation nette de la tumeur, pensa à un kyste de l'ovaire jusque-là méconnu et ayant subi la torsion de son pédicule, phénomène à la production duquel la chute antérieure n'eut pas été étrangère.

Depuis deux jours les jambes sont enflées, les urines très abondantes et la miction normale.

La tumeur semble avoir augmenté de volume, la douleur est toujours très nette à la partie inférieure de la tumeur au-dessus du pli de l'aine, s'irradiant parfois aux membres inférieurs.

La température n'a rien d'anormal.

M. Gangolphe examina alors la malade et par le toucher vaginal avant et après anesthésie et la localisation de la douleur et de la tumeur, la situation normale de l'utérus, porta le diagnostic de collection appendiculaire.

L'intervention vint confirmer ce diagnostic.

La guérison fut rapide et complète.

OBSERVATION VII

(Due à l'obligeance de M. le Dr Tixier (1).

Kyste de l'ovaire tordu sur son pédicule diagnostiqué appendicite à répétition reconnu grace à l'anesthésie générale. — Ablation. — Guérison.

Joséphine V..., 16 ans, ouvrière. Salle Gensoul, lit n° 13. Service de M. le professeur Pollosson. Pas d'antécédents héréditaires, 2 sœurs en bonne santé, deux frères morts-nés.

Antécédents personnels : rougeole à 8 ans, pas d'autres affections. Au mois d'août, anémie. Réglée à 13 ans. Quelquefois, suspension des époques durant un, deux ou trois mois pour revenir en plus grande abondance. Pertes blanches très fréquentes. Rien à signaler du côté du tube digestif. A

(1) M. Tixier. — Société des Sciences Médicales. Séance du 14 février 1900.

son entrée à l'Hôtel-Dieu, éruptions de boutons au visage. Elle entre pour des phénomènes abdominaux graves.

Elle était envoyée avec le diagnostic d'appendicite, et tout dans l'histoire de ses antécédents parlait en faveur d'une telle opinion.

Depuis un an environ, elle avait été prise à quatre reprises différentes de crises ainsi caractérisées : douleurs brusques dans la fosse iliaque droite, vomissements, absence de selles et de gaz. Deux docteurs des environs de Lyon, consultés, avaient traité la malade pour une appendicite à répétition. Dans l'intervalle, la malade ne souffrait pas, elle prétendait cependant percevoir une tuméfaction mobile à droite.

Le 20 janvier, deux jours après la disparition de ses règles qui s'étaient passées normalement, la malade fut prise de douleurs abdominales aiguës. Le 24 janvier, elle était envoyée à l'hôpital.

Le ventre était météorisé, uniformément douloureux ; la défense de la paroi était extrêmement prononcée. A la percussion légère, on trouvait une matité dans toute la fosse iliaque droite, dépassant à gauche la ligne médiane. Fluctuation profonde, vomissements, nausées. Pas de selles ni de gaz. Température, 39°.

Le 25 janvier, intervention par le Dr Tixier. Sur le lit d'opération, grâce à l'insensibilité obtenue par l'éther, on fit une palpation plus complète de l'abdomen. La tuméfaction occupait toute la partie droite de l'abdomen au-dessous de l'ombilic ; ovoïde, elle rappelait par sa forme, soit la vessie distendue, soit un utérus gravide de 5 mois environ. La vessie fut vidée, et malgré les dénégations antérieures de la malade, on cherchait les signes de la grossesse. Rien aux seins. Un hymen à orifice minuscule fermait le vagin.

Le *diagnostic posé fut celui de tumeur d'origine génitale.* Aussi, au lieu de faire l'incision ordinaire de l'appendicectomie, je pratiquai suivant le procédé de Jalaguier une laparotomie sur le bord droit du grand droit. Le ventre ouvert, je trouvais une tumeur ovoïde d'un noir bleuâtre rappelant l'aspect d'une grossesse ectopique. Des adhérences péritonéales l'enveloppaient de tous côtés, je pus les rompre aisément. Une ponction dans la tumeur fit écouler un liquide noirâtre, couleur de chocolat. Par des tractions, j'amenais la tumeur au-dehors et déroulais deux tours et demi de spire dans le sens des aiguilles d'une montre que présentait son pédicule.

C'était un kyste de l'ovaire : son *pédicule était très large* ce qui est en *contradiction avec l'existence de sa torsion*, et la malade n'avait *jamais eu aucune cause de décompression abdominale* pour expliquer l'apparition de cet accident.

Une mèche de drainage de sûreté fut laissée pendant trois jours. En dix jours la malade fut guérie.

Chez cette jeune fille, tout contribuait à nous faire accepter le diagnostic d'appendicite à répétition déjà formulé par deux médecins, et nous avions affaire à un kyste de l'ovaire avec torsion du pédicule. Aussi, en présence de ces cas étranges, l'appendicite me semble-t-elle mériter d'être traitée de grande simulatrice des maladies de l'abdomen.

Réflexions. — Les observations I, II, III, IV, V, nous donnent des exemples de confusion pendant et durant la crise de torsion. L'observation VI, en faisant la contre-partie des précédentes, vient à l'appui de ce que nous avançons.

L'observation VII, que nous signalons particulièrement répond absolument à la seconde partie de notre programme à savoir : similitude clinique des deux affections dans leur forme dite chronique ou à répétition. Depuis plus d'un an, une première crise de torsion était venue faire admettre le diagnostic d'appendicite et à quatre fois différentes, les crises se sont reproduites avec les mêmes symptômes alarmants. Seule, l'anesthésie chirurgicale, permettant la perception plus complète des signes physiques les plus importants, nous allons le voir au chapitre suivant, rectifia le diagnostic.

CHAPITRE III

Essai de diagnostic différentiel.

La confusion est-elle évitable ?

Sans doute, et le plus souvent : le petit nombre même d'observations qu'il nous a été possible de réunir en est une preuve.

Quels sont alors les signes les plus propres à fixer le diagnostic dans l'un ou l'autre cas.?

Telle est la question à laquelle nous nous efforcerons de répondre dans ce qui va suivre. Tout en déclarant l'absence de signe pathognonomique absolument certain, nous avons cru utile de mettre en en relief, par une analyse minutieuse, ce qui, dans la symptomatologie commune des deux affections, revient à l'une plutôt qu'à l'autre. Et d'abord un *interrogatoire* sérieux de la malade sur ses antécédents personnels doit toujours être fait.

Il est rare, en effet, que dans l'appendicite nous n'ayions pas à relever une histoire antérieure de troubles digestifs plus ou moins variés, de constipation irrégulière surtout, d'indigestions plus ou moins frustes.

Rien de semblable s'il s'agit d'un kyste de l'ovaire: l'attention est plutôt attirée sur des troubles génito-urinaires inexplicables jusqu'alors: pertes blanches, règles irrégulières, douloureuses et plus ou moins abondantes, alors que le tube digestif fonctionnait très bien auparavant.

Les *prodromes*, presque toujours nuls ou insignifiants, chez la femme dont le kyste ne manifeste sa présence que par la seule torsion de son pédicule, sont assez souvent marqués avant la crise d'appendicite par un malaise indéfinissable, un certain état saburral des voies digestives, et de tension douloureuse dans la fosse iliaque droite.

Les signes fonctionnels, la douleur en particulier, par son siège plus ou moins précis au point de Mac Burney, sa brusquerie du début en coup de pistolet (Roux), ses irradiations et son intensité, est peut-être le caractère le moins pathognomonique, et c'est malheureusement presque le seul qu'il nous est donné de percevoir dans bien des cas, l'examen des autres signes étant impossible du fait de cette même douleur.

Nous en dirons autant de la *réaction péritonéale* sous l'influence de toute irritation aiguë, ce que Gubler désignait sous le nom de péritonisme: vomissements, météorisme abdominal, inertie intestinale allant même jusqu'à l'absence de selles et de gaz;

tous ces symptômes, dans les deux cas, diffèrent peu l'un de l'autre.

La *température* serait peut-être plus élevée dans l'appendicite que dans le kyste compliqué de torsion.

Quant à ce que Spencer Welsa décrit sous le nom de *facies ovarien* c'est à dire exagération des saillies musculaires et osseuses, front ridé, yeux excavés, commissures labiales déprimées, entourées de sillons creusés et profonds, ne sont que les signes d'une dénutrition profonde qui se rencontrent dans toutes les maladies organiques graves de l'abdomen, sans avoir rien de spécial avec les kystes de l'ovaire.

Ce signe, du reste, ne pourrait être observé que dans les cas anciens où le volume du kyste a pris un développement suffisant pour donner cet aspect cachectique à la malade.

Il n'en est pas de même des *signes physiques*, car enfin dans un cas il existe, il préexiste même une tumeur, dans l'autre il ne peut y avoir tout au plus qu'une pseudo-tumeur formée par les anses intestinales agglutinées ou par la suite un abcès plus ou moins enkysté.

Cette tumeur, s'il s'agit d'appendicite, est *rarement appréciable dès le premier jour* et, des cas rares exceptés, c'est à partir du deuxième ou troisième jour, quelquefois plus tard, qu'elle se forme dans la région de l'appendice.

La tumeur, s'il s'agit d'un kyste, peut être *découverte dès la première heure* puisqu'elle préexistait à la crise aiguë.

Dans le premier cas on trouvera toujours un empâtement plus ou moins diffus qui empêchera de délimiter la collection appendiculaire aussi nettement que dans le kyste dont *les parois sont encore lisses*, les exsudats plastiques n'ayant pas encore eu le temps de s'organiser.

La *mobilité* reconnue, soit par la main qui déplace la tumeur, soit par l'aveu de la malade qui a conscience de ces déplacements, à l'occasion d'un changement de position, cette mobilité, disons-nous, est un signe très important. Jamais pareille sensation ne sera relevée s'il s'agit d'une appendicite. Enfin, s'il est possible de suivre la marche de l'affection, le volume du kyste, sauf dans les cas exceptionnels, ne rétrocèdera pas après une première crise de torsion.

Dans la forme à répétition où on a le loisir d'examiner sa malade dans l'intervalle des crises, il est de règle d'observer, après chacune d'elles, une augmentation parfois notable de la tumeur.

Si c'est une appendicite affectant la même marche à répétition, la *tumeur tend à disparaître* ou, au moins, *à diminuer*, jusqu'à ce qu'une nouvelle poussée vienne la faire réapparaître.

La percussion permet, dans le kyste, d'observer une zone nettement limitée de matité absolue, que l'on n'obtiendra jamais aussi accentuée dans l'appendicite. Il s'agit plutôt d'une submatité entremêlée de zones sonores dues aux anses intestinales plus ou moins distendues et faisant corps avec la tumeur.

Nous insisterons enfin sur le *toucher vaginal* et le *toucher rectal*. Ce procédé de recherche par le mode de la palpation et du toucher combinés donnera, en tous les cas, des renseignements précis sur le siège exact de la douleur et de la tumeur, sur le volume et la forme de celle-ci, sur la netteté de ses contours, sur sa mobilité, symptômes dont nous venons de montrer l'importance.

Sans espérer sentir, comme cela aurait été observé, le pédicule tordu du kyste de l'ovaire sous forme d'une corde très appréciable, nous ne saurions trop recommander ce mode d'exploration qui ne trouve guère de contre-indications que chez une jeune fille non encore déflorée, comme le cas est noté dans notre observation VII.

Par malheur, ces signes physiques, les plus précieux, comme on le voit, sont aussi les plus difficiles à percevoir pendant la période aiguë. Le diagnostic deviendrait, par leur constatation, presque à l'abri de l'erreur, s'il était possible d'examiner la malade et de ne se prononcer qu'après examen sous anesthésie, ou pendant une intervalle de crises.

Il nous reste à parler, pour être complet, d'un dernier mode de diagnostic préconisé par quelques chirurgiens dans des cas indécis et graves, depuis surtout l'abandon à peu près total de la ponction exploratrice.

Nous voulons parler de l'*incision exploratrice*. Faite selon les règles de l'antisepsie la plus rigoureuse, elle est en cette matière absolument indiquée et réalise tous les desiderata, puisque l'intervention est ici le seul traitement recommandé, comme nous allons le voir par la suite.

CHAPITRE IV

Traitement.

Si le kyste de l'ovaire simple doit être opéré dès qu'il est reconnu, à plus forte raison pareille conduite à tenir est indiquée lorsqu'il y a torsion de son pédicule.

Dans tous les cas où l'erreur est possible entre un kyste de l'ovaire à pédicule tordu et une appendicite, l'indication formelle est d'intervenir chirurgicalement.

En effet, si c'est un kyste, il ne faut pas le laisser tordu, il faut l'enlever, et cela dans le plus bref délai. Attendre, serait favoriser la production d'adhérences venant compliquer l'opération dans la suite, et exposer la malade aux accidents les plus graves, tels que la rupture, l'hémorrhagie, le sphacèle, la gangrène des parois, et enfin la péritonite généralisée mortelle à brève échéance.

Dans la seconde hypothèse, si nous avons affaire

à une appendicite et que la confusion soit possible avec un kyste de l'ovaire droit compliqué de la torsion de son pédicule, nous avons, par le fait même de cette possibilité de confusion, l'obligation d'intervenir. Alors, en effet, comme nous l'avons vu, il y a une grosse tuméfaction, un gros plastron cachant un abcès péri-appendiculaire qu'il est dangereux de laisser évoluer.

Choix du procédé

Quelle incision sera-t-elle préférable dans ces cas douteux? Il s'agit, en réalité, d'un kyste de l'ovaire droit, et l'on songe à une appendicite ; dans les deux cas, l'indication est de faire une incision à droite De plus, comme nous avons avantage à avoir le plus de jour possible dans la région iliaque droite, puisque nous admettons la possibilité d'une erreur, celle qui semble le mieux répondre à ces desiderata, est, à notre avis, l'*incision de Jalaguier*.

Large incision de 8 à 10 centimètres sur le bord externe du muscle grand droit, depuis l'arcade crurale. Le péritoine est incisé un peu en dedans du rebord musculaire. Nous n'en connaissons pas qui mette aussi bien à découvert la région cœcale et permette, le cas échéant, de poursuivre en haut et en dedans les lésions étendues que l'on trouve souvent par anomalies de siège ou par envahissement.

Elle permet de plus une reconstitution de la paroi qu'il est possible de suturer par des plans multiples ;

l'incision péritonéale peut être fixée derrière le grand droit et met ainsi, d'une façon à peu près certaine, à l'abri de l'éventration.

Le manuel opératoire de l'ablation d'un kyste de l'ovaire est actuellement chose très connue et devenue classique, nous ne nous y attarderons pas.

Du reste, la conduite à tenir sera variable selon les besoins du moment. Aussi n'insisterons-nous que sur l'allure particulière et la difficulté que peuvent présenter les divers temps de l'opération, dans les cas qui nous occupent.

Après découverte de la région par l'incision de Jalaguier, dont nous venons d'indiquer les avantages, la tumeur est reconnue et libérée de ses adhérences. Le doigt suffit, le plus souvent, à cette besogne, mais, dans les cas anciens les adhérences qui unissent le kyste à l'épiploon et surtout aux viscères tels que l'intestin, la vessie ou le foie, peuvent créer des difficultés plus sérieuses. Pour les détruire, il faut, redoubler de soins et d'attention. On a dû parfois, sur le conseil de Péan et d'Emmet, découper la partie correspondante de la paroi kystique et la laisser adhérente à l'organe sous-jacent dont on évite ainsi la blessure.

Cette partie délicate de l'opération une fois terminée, ou même avant, le contenu du kyste est évacué par la ponction, soit avec un trocart, soit par incision directe.

Dans toutes nos observations nous avions affaire à un liquide plus ou moins hématique, couleur de chocolat, preuve de l'hémorrhagie intra-pariétale qui résulte de l'étranglement.

Le pédicule solidemment lié, est sectionné et réduit dans la cavité abdominale. Dans les cas simples, une seule mèche de gaze faisant issue à la partie inférieure de l'incision donne une hémostase et un drainage suffisants.

Mais ce drainage nous semble toujours indispensable à cause de la réaction inflammatoire du péritoine, due à la torsion du pédicule. La suture du péritoine faite en arrière et en dehors du muscle grand droit, et la reconstitution de la paroi par trois ou quatre plans superposés, assure, nous l'avons vu, une reconstitution parfaite.

Schwartz déclarait à la Société de Chirurgie qu'il n'avait jamais observé d'éventration par ce procédé, et que l'incision de Jalaguier était excellente, quand il s'agissait d'appendicites compliquées d'annexite chez la femme, et encore lorsqu'il y avait eu erreur de diagnostic.

CONCLUSIONS

I. — La torsion aiguë du pédicule d'un kyste de l'ovaire peut emprunter la symptomatologie clinique de la crise aiguë d'appendicite.

II. — L'évolution de la torsion du pédicule d'un kyste de l'ovaire, dans le cas où cette torsion se fait par poussées successives, est analogue à l'évolution de l'appendicite dite à répétition.

III. — La confusion a été, en effet, observée.

IV. — Les signes les plus propres à établir le diagnostic différentiel sont, en dehors des commémoratifs, les signes physiques, c'est-à-dire la palpation, la percussion et surtout le toucher vaginal.

V. — Le traitement est la laparotomie sans délai. L'incision selon le procédé de Jalaguier nous semble très recommandable.

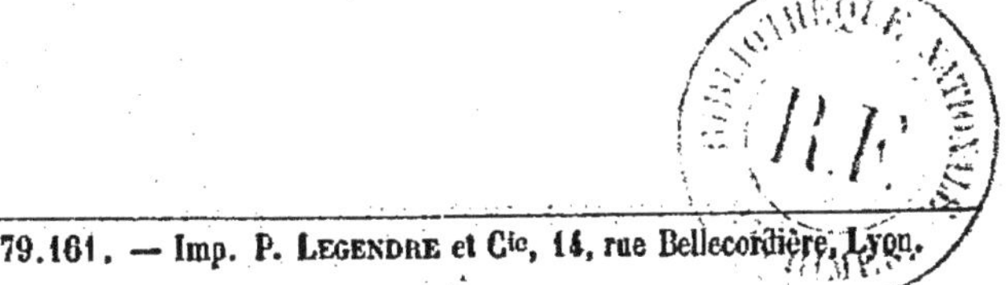

79.161. — Imp. P. Legendre et Cie, 14, rue Bellecordière, Lyon.

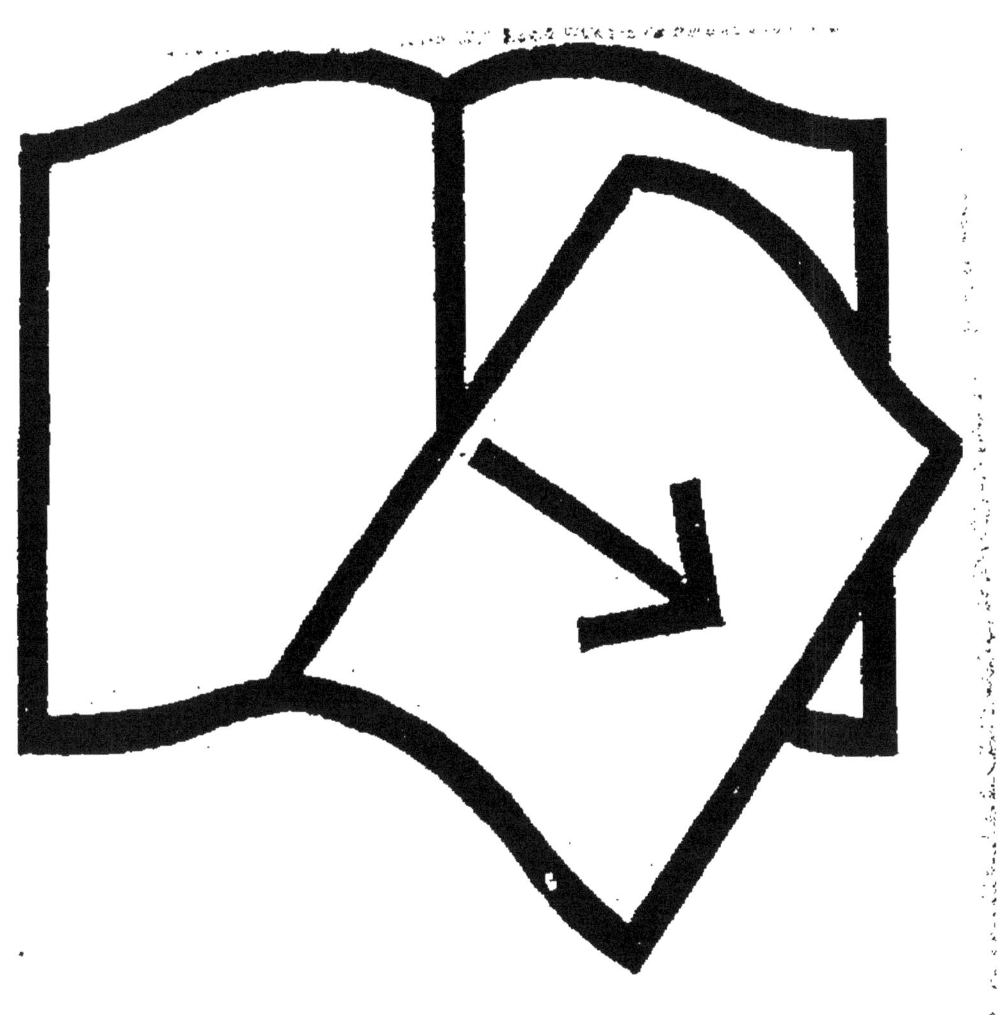

Documents manquants (pages, cahiers...)

NF Z 43-120-13

www.ingramcontent.com/pod-product-compliance
Ingram Content Group UK Ltd.
Pitfield, Milton Keynes, MK11 3LW, UK
UKHW020329220726
13923UKWH00003B/1462

9 782016 112038